Dr. Renate Jahn

Facharzt-Wegweiser

Medizin leicht verständlich 1

Dr. Renate Jahn

Facharzt-Wegweiser

Medizin leicht verständlich 1

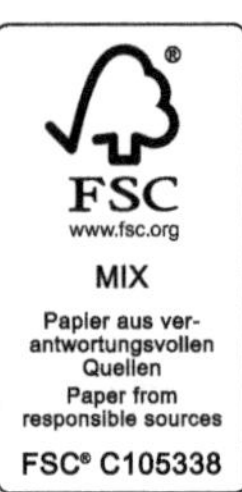

Verlag:

BoD · Books on Demand GmbH,

In de Tarpen 42, 22848 Norderstedt

Druck:

Libri Plureos GmbH,

Friedensallee 273, 22763 Hamburg

ISBN: 978-3-7693-0510-4

VORWORT

Ebenso schnell, wie in Industrie und Technik der Fortschritt sich seinen Weg bahnt, ebenso rasant schreiten auch Wissenschaft und Medizin voran. Gab es vor Jahrhunderten noch die Universalgenies, die fast das gesamte Wissen ihrer Zeit überblicken konnten, so ist es heute selbst für einen Arzt nicht mehr möglich, allein sämtliche Fachbereiche der Medizin zu beherrschen. Sinnvoller Weise mussten die medizinischen Erkenntnisse im Rahmen von Gruppen sortiert und erfasst werden, damit sie nicht nur überschaubar blieben, sondern auch von den jeweiligen Experten weiterentwickelt werden können.

So entstanden Fachbereiche, von denen die anfänglichen, jedem als z.B. Chirurgie, Psychiatrie, HNO oder Innere Medizin bekannt sein mögen. Aber darin erschöpft sich die Vielfalt der Medizin heute nicht mehr. Die Heranbildung der Ärzte, trägt dem Rechnung, indem nach einem breit angelegten Studium von 6 Jahren, eine Spezialrichtung, auch als Facharztausbildung bekannt, eingeschlagen wird.

Selbst danach gibt es weitere Qualifizierungen, die als Schwerpunkte desjenigen bezeichnet werden: beispielsweise Fachärztin für Frauenheilkunde und

Geburtshilfe mit dem Schwerpunkt (SP): Gynäkologische Onkologie (Krebsheilkunde).

In diesem ersten Band des Ratgebers sollen nur die klinischen Fachbereiche, die für den Patienten selbst in Bezug zu speziellen Symptomen relevant sind, aufgeführt werden und die theoretischen (wie beispielsweise Anatomie, Pathologie) ausgespart bleiben.

£££

Facharztbereiche und Schwerpunkte

Allgemeinmedizin:

Der Inhaber dieses Titels wird auch praktischer Arzt oder Hausarzt genannt.

Diese Ausbildung ist am breitesten gefächert und führt dazu, dass sowohl die Entzündung eines Trommelfells bei Ohrbeschwerden erkannt, als auch kleinere Wunden versorgt, erste Merkmale einer psychosomatischen, als auch diverser innerer Erkrankungen festgestellt werden können.

Da dieser Facharzt meist an erster Stelle vom Patienten kontaktiert wird, in der Praxis oder beim Hausbesuch, ist er auch besonders in der Einschätzung der Art von Notfällen oder unmittelbar lebensbedrohlichen Zuständen geschult:

wie z.B. akute Atemnot: bei Herzversagen oder Asthma,

Bewusstseinstrübungen: bei Diabetischem Schock oder Hirnblutung.

Stärkste Rückenschmerzen: Nierenkolik oder Riss eines Aortenaneurysmas (Platzen der Hauptschlagader bei krankhafter Erweiterung).

Als generellem Ansprechpartner des Patienten werden in der Hausarztpraxis auch alle Befunde und Arztberichte gesammelt, die aus Aufenthalten in einer Klinik oder speziellen Untersuchungen anderer Fachärzte hervorgegangen sind. Aus diesen ergeben sich oftmals längere, vertrauliche Gespräche, oder lebensentscheidende Beratungen, die der Hausarzt zu führen hat: bei Erstdiagnose einer lebensgefährlichen Erkrankung.

Ungeachtet der Altersklasse oder des Geschlechts überspannt die allgemeinmedizinische Ausbildung sowohl Grundsätzliches aus Geriatrie (Alter über 65 Jahre) über Kinderheilkunde, bis hin zu Frauen-, als auch Männerheilkunde. Daher ist einsehbar, dass es sich hierbei um Erst- oder Notfallbehandlungen und um Behandlung der häufigsten alltäglichen Erkrankungen handeln muss.

Für das sogenannte „Kleingedruckte" im Buch der Medizin, den weniger häufigen oder sogar seltenen Erkrankungen in bestimmten Fachgebieten, sind zahlreiche andere Spezialrichtungen zuständig. Allein schon deshalb, weil es unzählige Laborwerte, spezielle Organuntersuchungen und Techniken in der Medizin gibt und jeder Arzt nur diejenigen ausführen lassen kann, die seiner Diagnosefindung dienen, werden die Patienten in ungeklärten Fällen von ihm gezielt an die entsprechenden Spezialisten überwiesen.

Anästhesie

Aesthesie: griechisch das Empfinden,

_An_aesthesie bedeutet das _aufgehobene_ Empfinden

Hierbei ist in der Medizin allgemein das Aufheben des Schmerzempfindens durch Narkose oder örtliche Betäubung gemeint.

-ologie: griechisch <u>logos</u> -das Wort, oder die <u>Lehre</u>

Anaesthesiologie: die Lehre von der Betäubung.

Es haben sich im Laufe der Jahre nicht nur die Narkosetechniken (von der Äther-Masken-Narkose zur Intubations- und künstlichen Beatmungsnarkose (Tubus: Beatmungsschlauch in der Luftröhre) einschließlich der Überwachung mit den unterschiedlichsten Monitoren zur Herz-Kreislauf-Kontrolle hin, verändert, nein, auch das Wissen um die Einflussnahme der Narkosemethoden auf den menschlichen Organismus hat sich vergrößert. Es ist ein Unterschied, ob es sich um eine Schwangere, ein Kind, einen Brandverletzten oder einen Schwerst-Schädel-Hirn-Verletzten handelt. Den jeweils anderen Stoffwechsel- und Organzuständen muss Rechnung getragen werden durch entsprechende Infusionen, Transfusionen oder unterschiedliche Dosierungen der Narkosemittel.

.

Reanimation:

anima: lateinisch – Atem, Leben

*Re*animation: *wieder* zum Atmen (Leben) bringen

Insbesondere mit Einführung der Beatmungstechnik mittels Intubation, haben sich die Erfolge der Wiederbelebung vervielfältigt.

Ob im Notfall im OP, auf Station im Krankenhaus oder beim Einsatz auf der Straße, das Betätigungsfeld der Notärzte, vielfach Fachärzte für Anästhesie, hat sich nicht nur in diesem Fachgebiet ausgeweitet, ist allerdings auch nicht deren Alleinstellungsmerkmal geblieben. Alle operativ oder interventionell (in den Körper eindringend, z.B. durch Einbringen von Herzkathetern) tätigen Ärzte sind in der Hinsicht geschult.

Freiwillige Fortbildungskurse werden von den Ärztekammern regelmäßig angeboten.

Intensivtherapie:

Erhaltung der Vitalfunktionen.

Für sehr kritisch Kranke oder Verletzte sind die Intensivstationen geschaffen worden, in denen der Patient minutiös durch Geräte und hochqualifiziertes Personal rund um die Uhr überwacht und *sofort* auf Zustandsveränderungen negativer (z.B. Blutdruckabfall, Blutsäuerung- andere Flüssigkeits- oder Ernährungsinfusionen nötig) als auch positiver (Rückkehr der Reflexe, Aufwachen, Extubation nötig) Art reagiert wird.

Daher werden Intensivstationen meist von Anästhesisten geführt, jedoch in Zusammenarbeit mit den Kollegen der Fachbereiche aus denen ihnen die

Patienten zugewiesen wurden (Chirurgie, Innere, Neurochirurgie…)

Schmerzmedizin:

Algesie: – lateinisch Schmerzempfindung

*An*algesie: - lateinisch Schmerzlosigkeit

Von den wohltuenden Schmerzspritzen des Hausarztes in diverse Gelenke früherer dankbarer Patientengenerationen bis zu den heutigen differenzierten Anwendungsmethoden auch für schwerere, chronische Schmerzzustände des gesamten Körpers, war ein weiter Weg.

Mittlerweile ist dieses nunmehr auch für Anästhesisten eine Möglichkeit, sich in eigener Praxis als Schmerztherapeut niederzulassen, da all die Methoden (u.a. Rückenmarkkatheter platzieren, Schmerzpumpen anlegen) bereits Bestandteil ihrer Ausbildung waren.

Hinzu kommt die genaue Kenntnis der Verträglichkeiten und Unverträglichkeiten von Medikamentenkombination.

Augenheilkunde

Ophthalmo*logie*: Lehre vom Auge

ophthalmos: -griechisch Auge, Sehen

Ein solch kleines Organ, trotzdem sind auch 5 Jahre Facharztausbildung nötig. Das Auge hat es in sich.

Die Ausübung des Berufes kann in der Klinik, als auch durch niedergelassene Ärzte in eigener Praxis, ebenfalls operativ oder nichtoperativ, erfolgen.

Mit überaus filigranen und modernen technischen Untersuchungsmethoden für die einzelnen Bestandteile des normalen Auges, wie Sehtests, Brillenanpassungen, müssen diverse Erkrankungen herausgefunden werden: Augeninnendrucksteigerung, Tropenerkrankungen, Störungen der Sehbahn, Hirnnervenlähmungen, Augenmuskel- und Erbkrankheiten einschließlich genetischer Untersuchungen, Abklärung von chronischen Kopfschmerzen, Ausschluss von Gehirnthrombosen (Sinusvenenthrombose).

Hinzu kommen Mitbehandlungen bei Polytraumen (schwer Mehrfachverletzte), diverse örtliche Anästhesieverfahren in der Augenhöhle, plastische

Operationen oder Augapfelentfernungen bei bösartigen Tumoren;

Bewertungen und Gutachtenerstellungen für Renten, Schwerbehindertenausweise, oder für den Erwerb des Führerscheins.

Zusatzweiterbildung:

Strabologie

-strabos: griechisch Schieler

Spezialabteilung zur Erkennung und Behandlung aller Formen der Augenfehlstellung (Schielen).

Chirurgie

cheirurgia: - griechisch Handwerk

Chirurg: demnach: ‚Arzt für handwerkliche Heilbehandlung‘.

Allgemeine Chirurgie

(oder nur: Chirurgie)

Ausbildung ähnlich der des Allgemeinmediziners fächerübergreifend, allerdings für die speziellen *chirurgischen* Richtungen. Somit obliegt ihm die Diagnostik zur Feststellung einer operativen Notwendigkeit mittels Ultraschallgerät, MRT, spezieller Röntgenverfahren (eventuell mit Kontrastmittel), Spiegelungen (Endoskopie).

In kleineren Krankenhäusern werden durch den Allgemeinchirurgen sämtliche Notfälle auf den unterschiedlichsten Gebieten wie Unfall- Gefäß- Thorax- Neuro- und Visceralchirurgie erstversorgt. Bei Absehbarkeit ausgedehnterer Eingriffe, werden die Patienten jedoch an die Spezialabteilungen der größeren städtischen oder auch universitären Krankenhäuser ausgeflogen.

Die alltäglichen allgemeinchirurgischen Operationen erfolgen beispielsweise an Schilddrüse, Magen, Darm, Gallenblase, Appendix (umgangssprachl. »Blinddarm«), Hämorrhoiden. Basierend auf einer Grundausbildung Allgemeinchirurgie können weitere chirurgische Facharzttitel erworben werden:

Gefäßchirurgie

Umfasst das gesamte Fließ- und Röhrensystem des Körpers: Arterien, Venen, Lymphgefäße, einschließlich dessen Diagnostik und Therapie.

Mit u.a. der Sonographie (Ultraschall) können Gefäßveränderungen, wie beispielsweise Verkalkungen, Verengungen, Aussackungen, Embolisierungen (Verstopfungen durch Gerinnsel) dargestellt und Entscheidungen für oder gegen eine eventuelle Gefäßoperation begründet werden.

Erfasst werden alle Gefäße <u>außerhalb</u> des Kopfes.

Bei *Venen*untersuchungen (*Phlebo*graphie; -griech. Phlebs-Vene) werden nach Gabe eines Kontrastmittels in eine Arm- oder Fußvene mit mehreren, zeitlich versetzten Röntgenaufnahmen die Fließeigenschaften in den Venen beurteilt und auch tief liegende Thrombosen erkannt.

Typische arterielle Eingriffe stellen die Bypass-Operationen bei Herzkranzgefäßverkalkungen dar, Entfernungen von Thromben in den peripheren Gefäßen (Arme, Beine) bei Embolien, Gefäßprotheseneinsatz bei großen, rissgefährdeten Aussackungen (Aneurysmen) an der Hauptschlagader.

Operationen an den Venen:

Venenstripping (Krampfader- -(Varizen) Entfernungen), lasergesteuerte Verödung von erweiterten Venen, Anlage von Dialyse-Shunts (Gefäßverlegung und Verbindung zwischen einer Arterie und einer Vene, meist am handgelenknahen Unterarm) um einen schnellen Blutaustausch zu gewährleisten.

Jegliche größere Gefäßverletzungen nach Schnitt-, Stich-, Pfählungs- oder bei Rasanz- Unfällen (Einwirkungen mit großer Kraft) von beispielsweise Motorradfahrern, sollten von diesen Spezialisten versorgt werden.

Herzchirurgie

Dieses Fach stellt die Erweiterung bzw. einige Überschneidungen in Bezug zur Gefäßchirurgie dar.

Der Einsatz der Herz-Lungen-Maschine ist hier charakteristisch. Selbst bei mehreren Verstopfungen der Herzkranzgefäße, die zahlreiche Gefäßverlegungen und Neuanschlüsse erfordern, wird diese Technik schon vonnöten. Erst recht bei direkten Eingriffen am Herzen wie Fehlbildungen, Herzklappenersatz, Verletzungen bei Unfällen.

Weniger aufwändig sind das Einsetzen eines Herzschrittmachers oder Defibrillators bei Herzrhythmusstörungen.

Erwähnenswert ist jedoch auch die spezielle Herzdiagnostik bei Fehlfunktionen, wie z.B. Überleitungsstörungen vom Herzvorhof zur Kammer. Das komplizierte elektrische Feld mit seinem Stromverlauf in den unterschiedlichen Herzregionen gibt oftmals Rätsel auf, die nur ein Herzspezialist lösen, die Krankheit aber oft nur vom Herzchirurgen geheilt werden kann.

Mund- Kiefer- und Gesichtschirurgie

Kennzeichnend ist hier, durch das enge Aneinandergrenzen von Sinnesorganen (Auge, Ohr, Nase), Zähnen, Gehirn, Nerven, Schädelknochen, Haut und Gefäßen, die fachliche Überlappung mit anderen Spezialgebieten. Zum einen wird dem schon in der Ausbildung Rechnung getragen (Zusatz Zahnheilkunde), andererseits ist oftmals eine Zusammenarbeit der betroffenen Fachbereiche notwendig, beispielsweise bei Verkehrsunfällen, Schuss- und Brandverletzungen, Carcinomen, Missbildungen. Je kleiner die Operationsgebiete sind, desto filigraner muss die Operationstechnik sein. Daher muss in vielen Fällen in diesen Regionen nach den Regeln der plastischen Chirurgie operiert werden, damit es nicht zu deletären Verschiebungen von Haut oder Knochen nach Rekonstruktionen, am Gesichtsschädel kommt.

Mikrochirurgisches Vorgehen gehört dazu.

Aber auch komplizierte Zahnextraktionen, das Herausmeißeln von Knochennekrosen (Fäulnis) oder Durchführungen von Osteosynthesen (Metall-Knochenverbindungen: Schrauben, Platten) bei Kieferknochenbrüchen werden von diesen Spezialisten vorgenommen.

Kinderchirurgie

Beinhaltet so etwas wie den Auftrag einer Ganzkörperbehandlung, vom Frühgeborenen bis zum 18Jährigen. Der Kinderchirurg kennt sich an allen Organen aus, wobei die kindliche Krankheitsproblematik mit den zahlreichen

Fehlbildungen von der Hasenscharte, über Herzlöcher bis zum Hodenhochstand reicht.

Auch die Magenausgangsverengung, die nach der Geburt zum Dauererbrechen führt, ist nicht selten.

Die Besonderheiten jeder Altersgruppe sind zu bedenken, bevor eine Entscheidung zur Operation fällt. Gerade bei den Knochenbrüchen ist zu beachten, dass sich einige Fehlstellungen durch das Modellieren der Wachstumsfugen von selbst richten und nicht vorschnell operiert werden sollten.

Neurochirurgie

Beschäftigt sich mit Krankheiten, Verletzungen und Tumoren an Gehirn, Rückenmark, peripheren Nerven, dem inneren Organnervensystem (dem Vegetativum, das nicht dem Willen unterliegt), dem knöchernen Schädel mit seinen Durchgängen für die vom Gehirn kommenden Nerven.

Aber auch die Hormondrüsen als Hirnanhang (Hypophyse) auf der Schädelbasis liegend, stehen in Wechselwirkung u.a. zur Gehirndurchblutung und können bei krankhaften Veränderungen zu Störungen lebenswichtiger Körperfunktionen führen.

Zur Untersuchung stehen neben den bekannten bildgebenden Verfahren, speziell das EEG (Elektro-Encephalogramm- Gehirnstromableitung)

- encephalon: bedeutet im Kopf seiend

 -en: griechisch in; -kephalos: griechisch Kopf),

sowie die Elektroneurographie für die Messung der Funktionstüchtigkeit spezieller Nerven zur Verfügung.

Beispiel: Carpaltunnelsyndrom an der Hand.

(-carpus: lateinisch Handwurzel)

Der mittlere Handnerv wird am Sehnenbogen der Handwurzel eingeengt, damit vermindert sich die Mikrodurchblutung und seine Funktion, die Sendung von Impulsen, ist gestört, die Nervenleitfähigkeit verzögert.

Für die Untersuchung des Hirngewebes gibt es das PET (Positronen-Emissions-Tomogramm), welches durch Gabe kurzlebiger radioaktiver Substanzen

(Nuklearmedizin) bei der Tumorsuche und Darstellung, als auch zur Unterscheidung von verschiedenen Demenzerkrankungen sehr hilfreich ist.

Zudem kann bei bekanntem, erfolgreich operiertem Hirntumor der Verlauf kontrolliert werden, da durch die PET Darstellung zwischen Tumor und Narbengewebe unterschieden werden kann.

Weitere neurochirurgische Operationen betreffen Unfallfolgezustände, wie z.B. Hirnblutungen, die nach Schädeleröffnung (Trepanation) abgesaugt und deren Blutungsquellen gestillt werden müssen.

Liquorfisteln (Liquor - Hirnwasser) können nach Schädelbasisbrüchen auftreten. Dadurch ist die Verbindung zwischen Gehirn und Außenwelt durch einen Einriss der schützenden Gehirnhaut im Inneren gegeben und stellt eine eklatante Infektionsgefahr bis hin zur tödlichen Sepsis (Blutvergiftung) dar. Es besteht meist ein wässriges Rinnsal aus Nase oder Ohren.

Deshalb muss die Fistel operativ, mikrochirurgisch verschlossen werden.

Neben Fehlbildungen an der Wirbelsäule (WS) (unverschlossener Rückenwirbel = Spina bifida.

-spina: lateinisch Dornfortsatz (tastbar über allen Wirbeln)

-bifida: lateinisch in zwei Teilen),

Verkrümmungen, Gleitwirbeln, nehmen die Bandscheibenvorfälle und Wurzelreizsyndrome durch Irritation der neben der WS austretenden Nerven einen breiten Raum bei den Schmerzsyndromen ein, die zunehmend auch durch mikrochirurgische Eingriffe beseitigt werden können.

Eine große Entwicklung hat die operative Behandlung von Wirbelverletzungen nach Unfall in den letzten Jahrzehnten genommen durch osteosynthetische Verfahren, Stabilisierungen und Auffüllungen mit festen Materialien bei Defekten.

Dieses ist ebenso hilfreich und vor allem schmerzlindernd bei den, immer wieder auftretenden Spontanfrakturen bei Osteoporose.

Neurochirurgische Intensivmedizin und Überwachung erfolgt in enger Zusammenarbeit mit den Anästhesisten, da die Beatmung, das

Infusionsprogramm und die medikamentöse Therapie analog dem Zustand des Nervensystems, je nach Ausfall oder Wiedereinsetzen von Körperreflexen, angepasst werden muss.

Orthopädie und Unfallchirurgie

Seit 2008 sind diese beiden Fachrichtungen in einer Gesellschaft vereint.

Das bedeutet, dass ein Facharzt nunmehr sowohl für die Verletzungen als auch für erbliche oder erworbene Fehlstellung am Bewegungssystem zuständig ist. Besondere Kenntnisse über die Biomechanik des Knochengerüstes, das Heilungsverhalten des weichen Bindegewebes (Sehnen, Gelenkkapseln, Muskeln, Haut und Unterhaut) und die Gefahren von Infektionen und Eiterungen (z. B. Osteitis = Knocheneiterung)), sowie deren Behandlung sind Voraussetzung.

Zu den nicht unbedingt durch Unfall verursachten Behandlungsfällen gehören die gesamte Prothetik – Prothesen als Gelenkersatz an Hüft- und Kniegelenk, die Stellungskorrekturen bei X-Beinen, die

Bandscheibenvorfälle, Spinalkanalstenose und Schultersteife (Engpass - Syndrom), der Tennisarm, Meniskusschäden, Hallux valgus (X-Zeh).

Typische *Verletzungen* (traumatisch) sind im Kindesalter ellenbogengelenknahe Oberarmbrüche, Speichenköpfchenausrenkungen (nach Hochziehen oder Schaukeln des Kindes an den Händen),

bei älteren Patienten ist es der Schenkelhalsbruch oder der osteoporotisch begünstigte Wirbelbruch.

Sportbedingte Verletzungen: Achillessehnenrisse, Rotatorenmanschettenruptur an der Schulter, Kreuzband- oder Meniskusrisse am Kniegelenk sind häufig.

Durch Verkehrsunfälle sind oft die ‚Polytraumen‘ bedingt. Deren Bedeutung liegt nicht nur in der Mehrfachverletzung von Knochen, sondern vorwiegend auch in der Beteiligung der Körperhöhlenorgane in Bauch, Brustkorb und Schädel. Eine weitere Rubrik stellen die schwer Brandverletzten dar, die in ganz spezielle Zentren (Verbrennungszentren meist in universitäre oder BG-Kliniken) überwiesen werden, da die täglichen Verbände meist nur unter Narkose und von speziell ausgebildetem Personal vorgenommen werden können.

Orthopädische Rheumatologie

Dieses ist eine Zusatzqualifikation, die den Erwerb des entsprechenden Facharzttitels voraussetzt (Orthopäde/Unfallchirurg).

Da es bei rheumatischen Erkrankungen im fortgeschrittenen Stadium zu erheblichen Gelenkverbildungen und -lockerungen kommen kann, sind neben der internistisch-medikamentösen Therapie, operative Korrekturen oftmals unumgänglich.

Plastische und Ästhetische Chirurgie

Basierend auf modernen Techniken der Weich-Gewebe- Transplantationen, angefangen von Haut mit Gefäß- und Nervenanschlüssen, bis hin zu komplett abgetrennten Körperteilen z.B. Finger, werden Rekonstruktionen zur Erhaltung sowohl von wichtigen Strukturen als auch Funktionen des Körpers durchgeführt.

Gründe dafür können sein: angeborene Fehlbildungen (Gesichtsspalten, Geschwulste, Blutgefäßschwämme), ausgedehnte akute und chronische Wunden, Brandverletzungen, Carcinome, ausgedehnte operative Wundausschneidungen bei Infektionsgefahr (Bissverletzungen, Ablösungen von Unterhautgewebe nach Maschinen- und Überrollunfällen).

Altersdegenerationen: Schlupflider (verhängen das Auge und damit die Sicht), rückenschädigende Hängebrüste, nach starken Gewichtsabnahmen überhängende ‚Bauchschürze‘, die zu nässenden und pilzinfizierten Wunden innerhalb der mächtigen Hautfalten führen.

Rein aus ästhetischen Bedürfnissen dürfen jegliche Arten von Korrekturen am Körper auf eigenen Wunsch und eigene Kosten einer volljährigen Person vorgenommen werden.

Allein die volkstümlichen Bezeichnungen *Schönheitschirurg* und *Kosmetischer Chirurg* sind in Fachkreisen *nicht* anerkannt und auch nicht geschützt. Daher dürfen sich in Deutschland Ärzte (außer alleinigen Zahnärzten) zwar einfach Schönheitschirurgen nennen, jedoch sagt dieser Titel nichts über ihre Qualifikation aus, im Gegensatz zur Bezeichnung Facharzt für „Plastische und Ästhetische Chirurgie".

Thoraxchirurgie

Zu den speziellen Diagnostikmethoden gehören Spiegelungen (Endoskopie) sowohl der Atemgänge (Bronchien) als auch der Räume im mittleren Brustkorb (Mediastinum), sowie der Speiseröhre, um Verletzungen, Carcinomwachstum, Flüssigkeit und Luftansammlungen im Thorax, einschätzen und behandeln zu können. Zu den Therapiemethoden zählen auch das Einlegen von Drainagen, die an Pumpen angeschlossen werden, Lungenteil- Segment- oder einseitige Totalresektionen, Lumphknotenentfernungen, Naht von Rissen an der Speiseröhre, Brustwandteilresektionen oder Rekonstruktionen beispielsweise nach Schuss- oder Stichverletzungen.

Viszeralchirurgie

s.a. Allgemeinchirurgie

Neben den üblichen und häufigen bereits geschilderten Eingriffen haben sich zahlreiche hochspezialisierte Operationsmethoden an den unterschiedlichen inneren Organen herausgebildet bei z.B.:

Bauchspeicheldrüsenkrebs, Gallengangsblockaden innerhalb der Leber, Leberteilentfernungen und -transplantationen, Legen von künstlichen Abflüssen bei Erkrankungen des Hauptgallenganges, Magen- und Speiseröhrenrekonstruktionen bei Krebs.

Frauenheilkunde und Geburtshilfe

Sind in einem Fachbereich zusammengefasst, der sich sowohl durch operative als auch konservative (nichtoperative) Behandlungsmethoden auszeichnet.

Es gibt Untergruppierungen (Spezialisierungen) im Rahmen von Schwerpunkten (SP) nach Erlangung des Facharzttitels.

In der niedergelassenen Praxis, der ambulanten (nichtstationären) Einrichtung, erfolgen die üblichen Untersuchungen zur Krebsprophylaxe, Feststellung und Kontrolle von Schwangerschaften, Infektionen, Verletzungen beispielsweise nach Vergewaltigungen. Es werden Blutlaborwerte kontrolliert und Abstriche zur Zell- oder Keimuntersuchung genommen.

Bei unklaren Bauchbeschwerden oder Tastbefunden erfolgen Ultraschall- oder MRT Untersuchungen, gegebenenfalls eine Bauchspiegelung (Laparoskopie; lapara: griechisch Flanke

skopein: griechisch betrachten),

Letztere findet unter stationären Bedingungen statt z.B. zur Diagnostik einer Endometriose (akuter Bauch mit inneren Blutungen, da Gebärmutterschleimhaut auf anderen Bauchorganen (angeboren) angesiedelt ist.).

Freies Blut im Bauchraum führt daher bei jeder Regelblutung zu einer hochschmerzhaften Bauchfellentzündung. Diese fehlsitzende (dystope) Schleimhaut muss operativ entfernt werden.

-SP: Gynäkologische Endokrinologie und Reproduktionsmedizin

-endon: griechisch innen

-krinein: griechisch absondern

(-endokrinologie: Lehre von den inneren Drüsen)

Es handelt sich um die Hormondrüsen, die bedingen, ob eine Schwangerschaft gesund ausgetragen werden kann, oder gar nicht erst entsteht.

Bei normal angelegten Geschlechtsorganen sind umfangreiche Laboruntersuchungen nötig, um die hormonelle Störung ausfindig zu machen.

Andererseits erfolgen hier auch Beratungen über Verhütungsmöglichkeiten, Gefahren einer Schwangerschaft bei bestimmten Erkrankungen der Eltern (Blutgruppenunverträglichkeiten), oder über künstliche Befruchtung (Reproduktionsmedizin).

-SP: Gynäkologische Onkologie

Hat sich als Spezialgebiet seit längerem herauskristallisiert, einmal aufgrund der Häufigkeit

der weiblichen Krebsarten, als auch durch manche
Besonderheit z.B. der Verabreichung des
Strahlungsmaterials. So wird bei Gebärmutterkrebs
häufig eine Bestrahlungsart vor Ort, *innerhalb* der
Scheide in unmittelbarer Nähe der Gebärmutter
gewählt. Die Transportkapsel des radioaktiven
Elements (strahlt nur in einem kleinen Umkreis) muss
dafür genauestens vor dem Gebärmutterkrebs
platziert werden.

-SP: Spezielle Geburtshilfe und Perinatalmedizin

-peri: lateinisch um herum

-natalis: lateinisch Geburtstag

Perinatal:

Zeitraum ab der 24.Woche der Schwangerschaft bis
zum 7.Tag nach der Geburt.

Durch die regelmäßigen Kontrollen während einer
Schwangerschaft ist es möglich, frühzeitige Risiken
für Mutter und Kind zu erfassen. Deuten sich z.B. ein
hoher Blutdruck, ein neuaufgetretener Diabetes,
Eiweiß im Urin und auffällige Ödeme, meist an den

Unterschenkeln und Knöchelgelenken an, dann besteht die Gefahr einer Krampfneigung während der Entbindung – einer Eklampsie (-eklampein: griechisch aufleuchten, plötzlich hervortreten). Dem muss rechtzeitig durch intensivmedizinische Überwachung und Behandlung begegnet werden, da sowohl Mutter, als auch Kind bei den Krampfanfällen sterben können. Auch die Gewährleistung der Wiederbelebung des Babys mittels Intubation und Beatmung muss gegeben sein.

Andere Geburtsrisiken bestehen bei zu engem Becken der Mutter, vorzeitiger Ablösung der Nachgeburt (Placenta praevia), Steißlage des Kindes, weshalb es hierbei extra spezialisierter Geburtshelfer und Ärzten bedarf.

Hals-Nasen-Ohrenheilkunde:

Beinhaltet sowohl ambulante, als auch stationäre Behandlungen.

In der Praxis stehen im Vordergrund die Diagnostik von Entzündungen und Infektionen von Nase, Nasennebenhöhlen und Rachen bis hin zur betäubungslos durchgeführten Kehlkopfspiegelung,

Nachuntersuchungen nach Operationen an diesen Organen.

Ohrschmalzentfernungen, Kieferhöhlenspülungen sind ambulante Eingriffe.

Ambulant können ‚*Polypen*entfernungen' (=ugs., Fachausdruck = *Rachenmandeln*) oben hinter der Nase bei Kindern in Kurznarkose entfernt werden, ohne stationären Aufenthalt.

Stationär und in Narkose erfolgen die Gaumenmandelentfernung nach häufiger Entzündung (Tonsillitis), Kieferhöhlenausräumung, Korrekturen bei schiefer Nasenscheidewand, Trommelfellplastiken, sowie kompliziertere Operationen am Ohr mit Knochenfensterung als Zugang bei chronischer Innenohrentzündung.

Sprach- Stimm- und Hörstörungen

(früher Phoniatrie/Audiologie)

Dafür stehen ambulant verschiedene Messmethoden zur Verfügung; mit Hilfe deren Ergebnissen können Entscheidungen über die notwendigen Therapien getroffen werden, wie logopädisches Sprachtraining, bei Sängern, die Notspritze mit abschwellenden und leicht örtlich betäubenden Mitteln. Mit einer gebogenen, stumpfen Kanüle wird dabei die Mixtur auf die Stimmbänder gegeben.

Haut- und Geschlechtskrankheiten

Windeldermatitis (Entzündung des Säuglings im Windelbereich), wird verursacht durch Hefepilze), die im feucht-warmen Milieu gedeihen. Diese Candidose tritt auch bei Erwachsenen mit verminderter eigener Abwehr (HIV, Cortisol-Mundspray bei Asthmatikern), z.B. im Mundbereich auf, dabei ist die Mundschleimhaut belegt mit weißen Stippen, welche sich bis zu den inneren Organen ausdehnen und zur Candida-Sepsis führen können. Diagnostik: durch Abstriche und Untersuchungen des Blutes.

Therapie: Medikamente gegen den Pilzbefall, Trockenhalten der entzündeten äußeren Hautpartien, Baumwollwindeln.

Berufsbedingte Dermatosen: z.B. Erysipeloid, ausgelöst durch Kontakt mit dem Erreger, einem

Stäbchenbakterium, welches durch infiziertes Fleisch (besonders Schweinefleisch) oder Fisch übertragen werden kann.

Es entsteht meist am Handrücken eine tiefe rot-violette, glatt begrenzte krustige Schwellung, die sich ringförmig, zum Teil unter Bläschenbildung ausbreitet.

Tritt bei Metzgern, Fischern, Tierzüchtern, Veterinären auf.

Auch offene Beine (Ulcera) werden in der Hautarztpraxis behandelt, treten meist bei Älteren auf in Zusammenhang mit einer Herzinsuffizienz und ständig geschwollenen Beinen, oder als erstes Zeichen einer arteriellen Durchblutungsstörung.

Geschlechtskrankheiten verfügen über ein vielfältiges Bild von Hautausschlägen und Geschwüren, die zunächst einen harmlosen Eindruck machen, wie z.B. kleinfleckige rötliche Formationen, die auch bei einer Arzneimittelallergie auftreten könnten. Für das geübte Auge des Hautarztes jedoch schnell unterscheidbar.

Humangenetik

Mit modernen hochempfindlichen Methoden ist es möglich geworden, die Gene (Erbsubstanz) eines Menschen zu untersuchen.

Angewendet werden diese zytogenetischen (-kytos: griechisch Zelle) und molekularbiologischen Tests z.B. bei der Suche nach Erbkrankheiten, Gründen für Unfruchtbarkeit bei kinderlosen Ehepaaren und auch zur Feststellung der Abstammung (Vaterschaftstest). Dieses findet derzeit meist in großen Kliniken oder Instituten, seltener in eigener Niederlassung statt.

Hygiene -und Umweltmedizin

Fachärzte sind meist als Hygienebeauftragte tätig, in Krankenhäusern zur Kontrolle von Sterilisations-und Desinfektionsabläufen oder in einem staatlichen Institut zur Überwachung von:

Lebensmitteln, Trink- Mineralwasser, des Seuchenschutzes und der allgemeinen Wirkung von Umweltfaktoren auf den Menschen.

Hier können Untersuchungen des eigenen Trinkwassers (Brunnen im Garten), der Lärmbelästigung (z.B. an Autobahnen), der Baustoffe im eigenen Haus (bei immer wieder auftretenden Allergien zu Hause) oder bei Verdacht auf Giftstoffbelastung der Böden angefordert werden.

Innere Medizin

Befasst sich mit Funktionsstörungen und Erkrankungen sämtlicher Organe und Gewebe innerhalb des Körpers, die Behandlungen sind nichtchirurgischer Art.

Im Rahmen dieser Ausbildung kann ein Internist sich auf folgenden Spezialgebieten weiterbilden:

Angiologie

-angeion: griechisch Gefäß

Zusätzlich zur allgemeinen internistischen Ausbildung werden spezielle Kenntnisse über Erkrankungen, Diagnostik und Therapie bei Gefäßerkrankungen erworben.

Hierzu zählen die Arterien mit ihren Entzündungen, Verkalkungen und Missbildungen, ebenso die Venen und die Lymphgefäße (Ödemkrankheiten).

Spezielle Untersuchungen sind z. B. Angiographien (Röntgendarstellungen mit Kontrastmittel).

Endokrinologie und Diabetologie

Zu den inneren Drüsen gehören auch die Bauchspeicheldrüse, die Schilddrüse, die Nebenschilddrüse, die Nebennieren, Eierstock, Hoden und die Hirnanhangsdrüse Hypophyse

(-phyein: griechisch wachsen - hypo: griechisch unter). Sie ist eine Drüse an der Unterseite des Gehirns.

Gastroenterologie

-gaster: griechisch Magen

-enteral: griechisch die Därme betreffend

Umfasst alle Erkrankungen der Verdauungs- und Stoffwechselorgane, nicht nur des Magens und Darms, sondern auch z.B. der Leber, Bauchspeicheldrüse und des Gallensystems. Für die Untersuchungen stehen neben zahlreichen endoskopischen Geräten, das Kontrastmittel-Röntgen, Ultraschall, aber auch die Kernspintomographie zur Verfügung.

Hämatologie und Onkologie

Lehre von den Blut- und Krebserkrankungen.

Durch sehr spezielle Blutlaborwerte und Zellenuntersuchungen unter dem Mikroskop wird nach verschiedenen Veränderungen sowohl der roten und weißen Blutkörperchen (Erythrozyten, Leukozyten, Lymphozyten), als auch der Gerinnungskörperchen (Thrombozyten) gesucht, die oft in Zusammenhang mit Krebs auftreten können.

Kardiologie

Ist die internistische Ausrichtung der Herzspezialisten und beschäftigt sich u. a. mit den verschiedenen Herzfehlern, elektrischen Leitungsstörungen (EKG), Herzklappendegenerationen (Herzechographie-Ultraschall) und Tumoren.

Nephrologie

Spezialisierung auf die feingeweblichen Erkrankungen des urinproduzierenden Systems: Niere, Harnleiter, Harnröhre und Blase, z.B. bei Diabetes mellitus oder Nierenbeckenentzündungen.

Mittels Laboruntersuchungen werden nicht nur Blut, sondern auch Urin untersucht. Es kann durch internistische Differenzialdiagnostik herausgefunden werden, ob ein krankhafter Eiweißgehalt des Urins aufgrund einer Stauung durch Herzinsuffizienz oder durch die gefäßschädigende Wirkung des Diabetes verursacht wird.

Pneumologie

Schon während der Ausbildung zum internistischen Facharzt erfolgt eine spezielle Hinwendung zur Lehre über die Lungenkrankheiten und wird auf dem Praxisschild dann auch aufgeführt:

Facharzt für Innere Medizin und Pneumologie.

Hier werden die Atemwegserkrankungen z.B. auch durch spezielle Atemvolumen - Messverfahren herausgefunden oder mittels Blutuntersuchungen (Blutgasanalyse) der Sauerstoffgehalt ermittelt, der bei chronischen Lungenverengungen (COPD), beispielsweise durch starkes Rauchen, ungenügend ist und daher möglicherweise neben Medikamenten auch Geräte für die häusliche Atemunterstützung zur Verfügung gestellt werden müssen.

Rheumatologie

Die vielfältigen Krankheitsbilder des rheumatischen Formenkreises, die nicht nur anhand des Rheumafaktors erkannt werden können, erfordern seit langem speziell ausgebildete Internisten, die aufgrund ihrer täglichen Erfahrungen für jeden Fall einer rheumatischen Erkrankung, eine individuell angepasste Therapie zu verordnen wissen, denn die Medikamente haben, wie so oft, Nebenwirkungen, denen aber rechtzeitig begegnet werden kann.

Kinder- und Jugendmedizin

Da Kinder keine kleinen Erwachsenen sind, sondern auch der Umgang mit ihnen altersabhängig differenziert sein muss, ergeben sich anders geartete Anforderungen an die Behandler.

Das Fachgebiet (Pädiatrie) beinhaltet die internistische Beschäftigung mit den Erkrankungen des kindlichen Körpers, wobei sich auch hier zunehmend Spezialisierungen entwickeln:

-*SP:* Pädiatrische Onkologie und Hämatologie

-*SP:* Kinderkardiologie

-*SP:* Neonatologie (Lehre von den Erkrankungen des Neugeborenen)

-*SP:* Neuropädiatrie (Kindernervenheilkunde)

Kinder- und Jugendpsychiatrie und -psychotherapie

Es gilt u.a. besonders frühzeitig, ererbte oder entwicklungsbedingte psychische- oder verhaltensgestörte Eigenschaften zu erkennen und einer effektiven Therapie zuzuführen, um einer möglichen Verfestigung von krankhaften Veränderungen des kindlichen Wesens in der Zukunft vorzubeugen.

Laboratoriumsmedizin

Hier werden für alle medizinischen Fachbereiche die erwünschten Laborwerte, sowohl im Bereich Klinische Chemie (Spurenelemente, Mineralien), Hämatologie (Blutkörperchen, Gerinnungsfaktoren), als auch bei Infektionen (Bakterien, Virusdiagnostik), oder Parasitenbefall (Stuhlabstriche) erstellt.

Manche Laboratorien bieten auch gleich die dazu notwendigen Blutentnahmen vor Ort an.

Neurologie

Nervenheilkunde ohne chirurgische Eingriffe, beläuft sich auf ausgedehnte Diagnostik und meist medikamentöse Therapie.

Typische Krankheitsbilder: Epilepsie (Fallsucht mit Bewusstseinsstörung und Krämpfen).

Schlaganfall (Durchblutugsstörung des Gehirns) mit verbleibender Halbseitenlähmung),

Demenz (Degeneration),

Multiple Sklerose (chronische Entzündung von Gehirn und Rückenmark mit zunehmenden Bewegungseinschränkungen).

Pharmakologie und Toxikologie

In der praktischen Anwendung dieses Fachgebietes geht es um Nachweis und Wechselwirkung von Medikamenten oder auch Giften im Organismus.

Es gibt direkte Giftzentren mit Notfallnummern, um in akuten Fällen eine Diagnose und Therapieempfehlung zu jeder Tageszeit zu erhalten.

Auch in Instituten der Rechtsmedizin an Universitäten werden Toxikologen beschäftigt.

Physikalische und Rehabilitative Medizin

Ist das Fachgebiet, welches als ärztliche Spezialrichtung in den letzten 30 Jahren einen immensen Fortschritt erfahren hat.

Neben den bewährten krankengymnastischen Übungen, Massagearten und ergotherapeutischen Behandlungen ist, nicht ohne anfängliche Proteste in den 80er Jahren, das computergesteuerte Muskeltraining etabliert worden, bei dem <u>selektiv!</u> die benachteiligten Muskelpartien auftrainiert werden können.

Die Sporttherapie und das gezielte Kraft-Aufbau-Training für Patienten sind in der Rehabilitation heute nicht mehr wegzudenken.

Psychiatrie und Psychotherapie

Es gibt hier u.a. die schwerwiegenden seelischen Erkrankungen, Psychosen mit Realitätsverlust und Wahnvorstellungen, wie z.B. die Schizophrenie

(-schizein: griechisch abspalten; -phren: griechisch Seele), die zunächst einmal erkannt, dann auch entsprechend medikamentös therapiert werden müssen.

Andererseits ergeben die hohen Anforderungen der heutigen Zeit auch Krankheitsbilder der Überforderung, Reizüberflutung, des ‚Ausgebranntseins -Burn out‘, Niedergeschlagenheit und Antriebsarmut, bei denen weniger mit Medikamenten gearbeitet, sondern vorwiegend, durch Gesprächstherapie die Ursache erforscht und dem Patienten damit eine andere, heilende Betrachtungs- und aktive Verhaltensweise vermittelt wird.

-SP: Forensische Psychiatrie

In diesem Bereich sind viele rechtliche Fragen zu beantworten: Ist der Täter schuldfähig, wie sieht seine

Sozialprognose aus (resozialisierbar oder Rückfallgefahr)?

Diese Gutachten werden von Gerichten angefordert. Davon abhängig ist bei einem strafbaren Delikt die entsprechende Unterbringung.

Bei Schuldfähigkeit wird der Delinquent in die Justizvollzugsanstalt eingewiesen, bei Schuldunfähigkeit in eine spezielle Klinik mit erhöhten Sicherungsvorkehrungen (psychiatrischer Maßregelvollzug). Hierin erfolgt auch eine entsprechende weitere Behandlung.

Psychosomatische und Psychotherapie

Da in der Medizin zunehmend die Erkenntnis raumgreift: 'Wenn die Seele leidet - wird der Körper krank', hat sich folgerichtig das dementsprechende neue Facharztgebiet entwickelt.

In diesem wird mehr Ursachenforschung betrieben, um die seelischen Belastungen, Konflikte oder krankmachenden Denkweisen des Patienten herauszufinden und mittels Gesprächs- und Verhaltenstherapien, musischer Beschäftigungen,

Meditation, Autosuggestion und Seminaren zur Motivationsanhebung, den seelischen Knoten zu lösen. Erst danach entsteht für die körperlich fixierte Erkrankung (Magengeschwür, Schmerzen, Darmnervosität) eine Chance der endgültigen Ausheilung.

Radiologie

Umfasst die gesamte bildgebende Diagnostik, nicht mehr nur die Röntgenmethoden.

Der Facharzt beherrscht ebenfalls die Ultraschalldiagnostik, die Magnetresonanztherapie (MRT), radioaktive Darstellungen, wie die Szintigraphie (–scintilla: lateinisch Funke; -graphein: griechisch zeichnen) zur Auffindung z. B. von Tumormetastasen.

Auch Eingriffe, wie z.B. unter Sicht gesetzte Einspritzungen an Wirbelgelenken bei Schmerzen werden in diesen Abteilungen vorgenommen.

Auch hier gibt es Subspezialisierungen:

-*SP:* Kinderradiologie

-*SP*: Neuroradiologie

Strahlentherapie

Hauptanwendung ist die selektive Bestrahlung von bösartigen Tumoren, manchmal auch als Nachbestrahlung nach operativer Entfernung des Tumors, um mögliche Restzellen abzutöten.

Die Empfänglichkeit für die Bestrahlung ist von der Krebsart abhängig, manche Tumore sind überhaupt nicht strahlenempfindlich.

Transfusionsmedizin

Es wird auch hier wieder eine 5jährige Facharztausbildung in den wesentlichsten klinischen Fächern, unter Einbeziehung auch der Laboratoriumsmedizin absolviert.

Die Tätigkeit in der Transfusionsabteilung (Blutbank) erfordert präzise Kenntnisse über die Herstellung, Prüfung, Lagerung und Anwendung der unterschiedlichen Transfusionsmaterialien (komplette

Bluttransfusion, nur Erythrozyten, nur Blutplasma usw.).

In diesen Verantwortungsbereich gehören auch das Veranlassen von Notfallmaßnahmen bei Transfusionszwischenfällen oder Blutkrankheiten, das Organisieren und Überwachen von Aktionen für das Blutspenden, die Organisation der Blutversorgung im Katastrophenfall.

Urologie

-ouron: griechisch Harn

Ähnlich dem internistischen Nephrologen liegt der Focus auf den für die Harnabsonderung verantwortlichen Organen von der Niere bis zur Harnröhre. Hinzukommen hier aber noch die männlichen Geschlechtsorgane: Hoden, Samenleiter, Prostata, Penis. Daher wird der Urologe auch oft ‚Männerarzt‘ genannt.

In die ambulanten körperlichen Untersuchungen sind z.B. Endoskopien von Blase und Harnröhre miteingeschlossen.

Bei Störungen der Harnblasenentleerung können ambulant Katheter gelegt werden. Als operative Therapien in der Klinik werden Steinzertrümmerungen(Stoßwelle), Laserbehandlungen bei Prostataentfernungen oder Nierenbeckentumoren angewendet.

Die Kinderurologie befasst sich u.a. mit angeborenen Fehlbildungen.

Anerkannte Zusatz- und Weiterbildungen

Akupunktur

Die Kurse der Deutschen Akademie für Akupunktur sind von allen Ärztekammern anerkannt, ebenso der Abschluss mit dem A-Diplom. Es kann von allen Humanmedizinern, als auch von Zahn- und Tierärzten erworben werden.

Allergologie

Nach Erlangung eines Facharztabschlusses dauert diese Weiterbildung 18 Monate. Sie beinhaltet die Erkennung, Vorbeugung und Elimination von Allergieauslösern (Allergenen), das Beherrschen verschiedener Testverfahren, der Eliminationsdiäten (allergievermeidende Diät), Notfallbehandlungen des allergischen Schocks, Erfassen psychosomatischer Einflussfaktoren; die Auswertung von Pollen- Schimmelpilz- oder Hausstaubproben.

Andrologie

Männerheilkunde

Als Facharzt für Haut-und Geschlechtskrankheiten, Innere Medizin und Endokrinologie oder Urologie kann diese Zusatzausbildung in 18 Monaten erworben werden.

Inhalte sind ähnlich der Heilkunde für Frauen, hier allerdings die unterschiedlichsten Beschwerdebilder in Bezug zu den männlichen Geschlechtsorganen: Erkennung und Behandlung von Entzündungen, Hormon- Fruchtbarkeits- und Erektionsstörungen,

Beratungen über Verhütungsmethoden, sowie den Libidoverlust des Mannes, Unterstützungsverfahren bei Kinderlosigkeit, z. B. durch assistierte Reproduktion. Das bedeutet: künstliche Befruchtung der Frau durch Insemination (speziell aufbereitetes Sperma des Mannes wird nach vorheriger Hormonbehandlung der Frau mittels eines Katheters vor oder in der Gebärmutter platziert).

Auch die Seneszenz (-senescere: lateinisch altern) mit den typischen hormonellen Veränderungen ist Thema der psychologischen Gesamtbetreuung.

Geriatrie

-geron: griechisch alt;

-iatreia: griechisch Heilkunde

Betrifft die Altersgruppen über 65. Durch den zunehmenden Abbau des Organismus und die damit häufig verbundene Multimorbidität (-morbus: lateinisch Krankheit) sind oftmals Eigenständigkeit und Beweglichkeit dieser Patienten eingeschränkt, ebenso wie die Verträglichkeit von Medikamenten.

Somit ergibt sich die Notwendigkeit, sowohl bei der Einrichtung der Krankenstation, als auch der Qualifikation des Personals und den zumutbaren Behandlungsbelastungen, dem jeweiligen körperlichen und psychischen Zustand des Patienten Rechnung tragen zu müssen.

Beispiel: aufgrund einer häufigen Minderleistung der Nieren muss die Medikamentendosierung (Gefahr der Nichtausscheidung und damit giftigen Mehranreicherung im Blut) individuell, angepasst werden.

Bei entsprechend geschultem Personal sind auf alle Fälle Symptome von Überdosierungen bekannt, beispielsweise bei der Herzmedikation (Übelkeit, Schwindel, Sehstörungen).

Da dieses Gebiet, die Geriatrie, mehrere Fachrichtungen (z.B. Innere Medizin, Chirurgie, Orthopädie usw.) betrifft, wird sie auch als fachübergreifend bezeichnet.

Handchirurgie

Nach Absolvierung einer 6jährigen Ausbildung in den Fächern Orthopädie/Unfallchirurgie, Plastische Chirurgie oder Allgemeinchirurgie erfolgt die Spezialausbildung.

Es werden hier bei den zu versorgenden feinen Gefäß-, Sehnen- und Nervenstrukturen mikrochirurgische Nahttechniken eingesetzt, deren Fäden so dünn sind, dass sie mit bloßem Auge kaum sichtbar und nur mit äußerstem Feingefühl unter dem Operationsmikroskop zu vernähen sind.

Bei den eitrigen Entzündungen, an der Hand oder den Fingern, ist ein frühzeitiges Erkennen der Bedrohlichkeit der Ausbreitung in das umgebende Gewebe wichtig, da es sonst schnell zur Amputation kommen kann. Daher sind großzügige operative Eröffnungen mit anschließender Spüldrainage angezeigt.

Weitere typische handchirurgische Eingriffe sind z.B. die Entfernung von ‚Überbeinen‘, welche in Wirklichkeit nur knochenharte, mit Flüssigkeit gefüllte, Zysten sind; Sehnennähte, oder deren Verlagerungen und Verlängerungen nach Unfällen oder bei angeborenen Fehlbildungen angezeigt sind; Entfernung von Sehnenverhärtungen in der Handfläche (Dupuytren'sche Kontraktur);

Replantation (mikrochirurgisches Wiederannähen) von abgetrennten Gliedmaßen (Finger, Hände, Oberarme).

Naturheilverfahren

In diesen Kursen werden die Grundlagen u.a. der Pflanzenheilkunde, der Kneipp- Bäder- und Klimatherapie (z.B. in Luftkurorten), sowie der Neuraltherapie (Injektionen zur Betäubung von Nervengeflechten oder Narbenstörfeldern) vermittelt.

Alternative Medizin

Dazu gehört beispielsweise die Homöopathie.

-homoios: griechisch ähnlich

-pathos: griechisch Leiden

„Ähnliches sollte durch Ähnliches geheilt werden."

Gustav Hahnemann begründete diese Therapie, in der als Heilmittel hochgradige Verdünnungen von Stoffen aus der Natur benutzt werden sollten, die unverdünnt dieselbe Krankheit hervorrufen würden.

Erinnert etwas an die Impfung, bei der eine Abwehrreaktion des Körpers durch abgeschwächte Keime entsteht. Diese Abwehrreaktion tritt als Erinnerung im Körper wirksam zutage. Bei einem erneuten Kontakt mit den Erregern, wird eine Erkrankung des Körpers verhindert.

Die Kenntnisse der Homöopathie können in Kursen erworben und auch als Zusatzbezeichnung zum Facharztgebiet geführt werden.

Palliativmedizin

-palliare: lateinisch mit einem Mantel schützen.

Krankheiten, die unheilbar sind und in absehbarer Zeit zum Tode führen, werden palliativ behandelt. Es sollen dem Patienten die Beschwerden gelindert werden, indem für Hilfsmittel (Rollstuhl, Pflegebett) psychologische Betreuung, Schmerzstillung und Atemunterstützung gesorgt wird. Im Endstadium sind meist Morphine notwendig.

Es gibt in den Kliniken bereits Palliativstationen mit einem darauf abgestimmten Personalschlüssel; für die häusliche Pflegeunterstützung wurde die SAPV, die - Spezielle Ambulante Palliativ Versorgung-geschaffen.

Proktologie

-proctos: griechisch After

Voraussetzung zur Erlangung dieser Zusatzbezeichnung ist ein vorhandener Facharzttitel in Chirurgie, Innerer Medizin, Haut- und Geschlechtskrankheiten oder Frauenheilkunde.

Inhalt sind alle Erkrankungen und Verletzungen im Enddarm und Analbereich: wie z.B. Ekzeme, Hämorrhoiden, Geschlechtskrankheiten, Fisteln, Abszesse.

Schlafmedizin

Diese wird sowohl als Forschungsrichtung in Instituten, aber auch als internistische Zusatzqualifikation in der Praxis, meist in Schlaflaboratorien, realisiert.

Es werden hier die verschiedentlichen Schlafstörungen und nächtlichen Atemaussetzer mit Hilfe spezieller Messvorrichtungen aufgezeichnet und bei drohendem Sauerstoffmangel z.B. mit häuslichen atmungsunterstützenden Apparaten behandelt.

Sportmedizin

Befasst sich mit allen Verletzungen in Zusammenhang mit der Ausübung einer Sportart, allerdings auch mit den Folgeerscheinungen *an* und der Belastungsfähigkeit *von* inneren Organen, wie z.B. Herz, Leber, Lunge, Nieren, Blut.

Jede Sportart, aufgrund ihrer spezifischen Körperbewegungen, bedingt ganz charakteristische Verletzungsmuster.

Beispiel: Fussball – Knieverletzungen, aber auch spezielle Muskelfaserrisse.

Um insbesondere Leistungssport treiben zu dürfen, sind deshalb eingehende Untersuchungen durch den Sportarzt erforderlich, um zu prüfen, ob alle Organe den spezifischen Belastungen der ausgewählten Sportart standhalten können.

Tropenmedizin

Hier erfolgt eine eingehende Beschäftigung mit den speziellen Erkrankungen in den Tropen, Subtropen und Entwicklungsländern.

Einen außerordentlich wichtigen Stellenwert erfährt hierbei auch die präventiv- (vorbeugende) medizinische Beratung (Impfempfehlungen) und die Benennung von unabdingbaren Hygienestandards für Reisende, die diese Länder besuchen wollen oder müssen.

Des Weiteren werden Diagnostik und Behandlungen nach Rückkehr mit Krankheitserscheinungen, beim Tropenarzt hier empfohlen.

Ende